I0074752

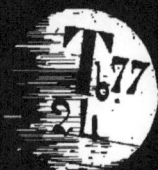

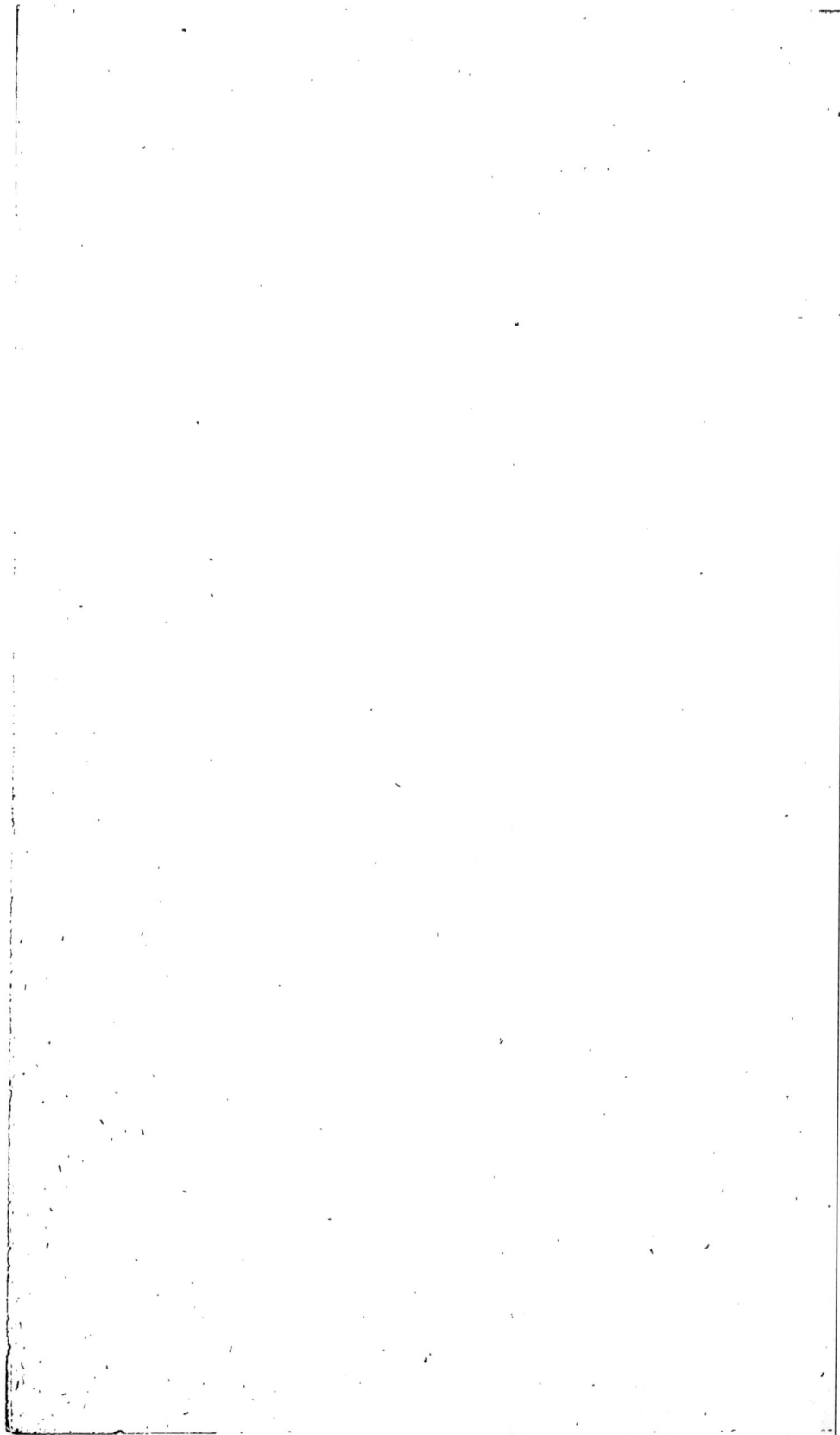

À Monsieur le Docteur Mélier,
Membre de l'Académie impériale de médecine[?]
Témoignage de haute estime et de
profonde gratitude

Boulenger

NOTE

SUR LA MORTALITÉ

DANS LA VILLE DE CALAIS.

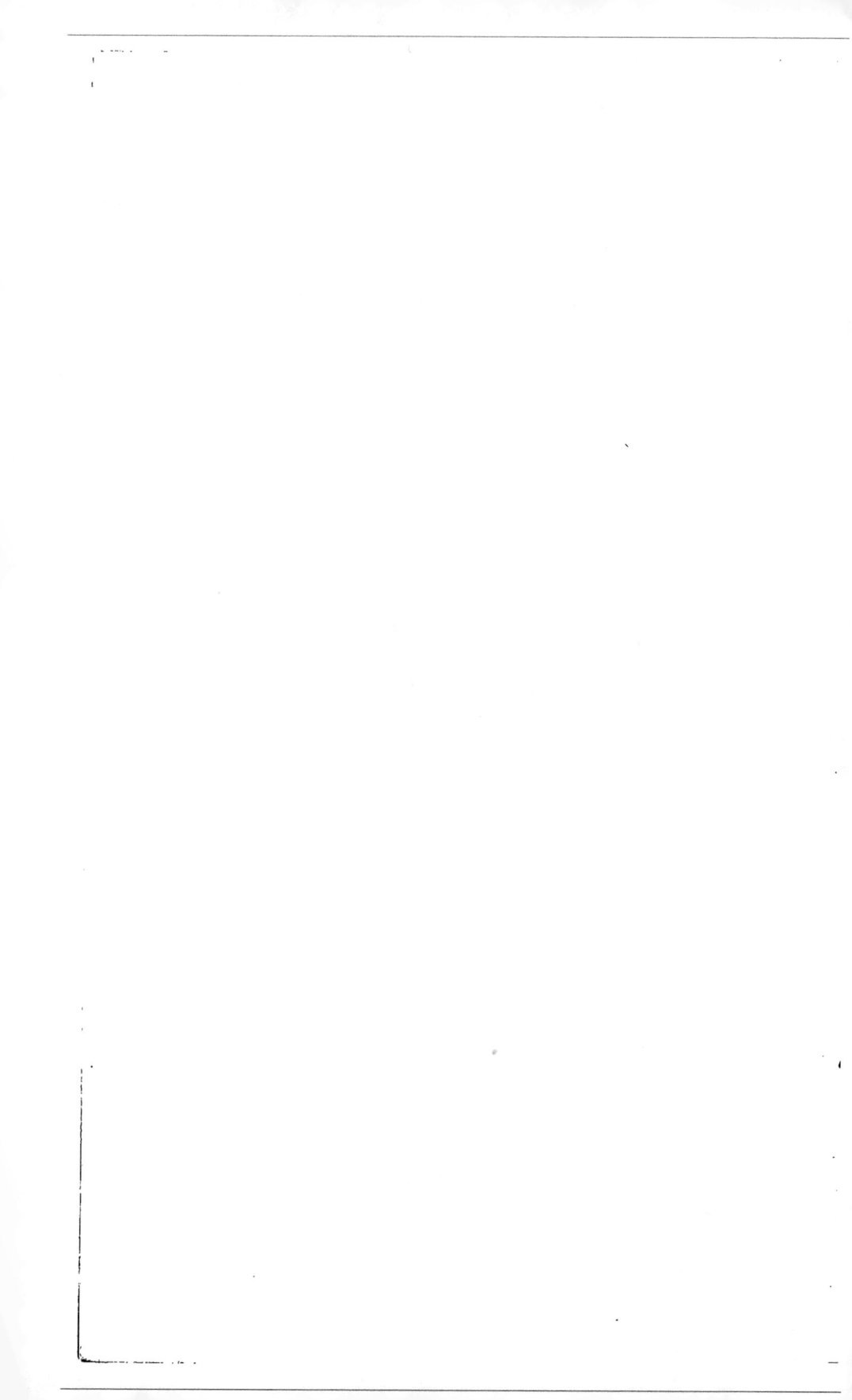

NOTE

SUR LES

LOIS DE MORTALITÉ

ET

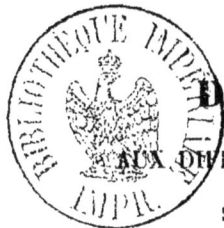

DE SURVIVANCE

AUX DIFFÉRENTS AGES DE LA VIE HUMAINE,

SUR LA VIE MOYENNE ET LA VIE PROBABLE,

DANS LA VILLE DE CALAIS,

De 1700 a 1724 & de 1823 à 185 ,

PAR

LE DOCTEUR J.-B. BOULENGER

LAURÉAT DE LA FACULTÉ DE MÉDECINE DE PARIS.

CALAIS,

TYPOGRAPHIE DE LELEUX ET TARTAR, RUE LEVEUX 186.

MARS 1857.

NOTE

SUR LES

LOIS DE MORTALITÉ ET DE SURVIVANCE

Aux différents âges de la vie humaine,

SUR LA VIE MOYENNE ET LA VIE PROBABLE,

DANS LA VILLE DE CALAIS,

DE 1700 A 1724 ET DE 1825 A 1852.

———

I.

MORTALITÉ. — SURVIVANCE.

Le chiffre au moyen duquel on représente la mortalité d'une population, s'obtient en divisant la somme des individus dont cette population se compose par le nombre de ceux qui meurent dans le cours d'une année. Ces deux termes numériques étant, comme on voit, essentiellement variables, le chiffre mortuaire exprimé par leur quotient doit l'être également, et peut, en conséquence, offrir, suivant l'époque que l'on considère, des différences énormes,

dans la même localité. Les résultats fournis par notre
ville, pendant les deux périodes indiquées en tête de
cette note, en donnent la preuve :

Tableau A.

PÉRIODES.	POPULATION moyenne	TOTAL des décès (3)	MOYENNE annuelle des décés,	NOMBRE D'HABITANTS pour 1 decès
1700-1724	5 095 (1)	7069	282,7	18
1825-1852	10 504,7(2)	7666	263,7	38,3

Il ressort de ce document que, année commune,
il mourait, à Calais, de 1700 à 1724, un individu
sur 18, tandis que depuis 1825 il n'en meurt plus
qu'un sur 38. Le chiffre mortuaire de notre population a donc diminué, en moyenne, de plus
de 100 °/₀ depuis le commencement du 18ᵉ siècle.

Mais, chacun sait que le nombre proportionnel
des décès est loin d'être le même pendant les diverses
phases de la vie humaine; pour déterminer rigou-
reusement quelles sont celles de ces phases sur les
quelles la diminution que nous venons de signaler a
porté de préférence, il faudrait donc savoir com-
bien, sur un nombre donné d'individus *nés le même*

(1). Boulainvilliers. — Etat de la France. — Généralité d'Amiens.
T. II, pag. 70, édit. in-f°.

(2). Moyenne des dénombrements effectués en 1826, 31, 36,
41, 46 et 51.

(3). Les mort-nés et les individus décédés à l'hopital militaire
ne figurent pas dans cette colonne.

jour, tant de 1700 à 1724 que de 1825 à 1852, il
en restait à 1 an, à 5, à 10 ans et ainsi de suite. Or,
c'est précisément ce que va nous apprendre le tableau ci-après, que j'extrais de deux tables de survivance beaucoup plus complètes, dressées pour les
périodes dont il s'agit :

Tableau B.

AGES.	SURVIVANTS A CHAQUE AGE			
	Nombres réels.		Nombres proportionnels.	
	1700-1724	1825-1852	1700-1724	1825-1852
1	2	3	4	5
A la naissance	7 069	7 666	10 000	10 000
à 1 an	5 061	6 564	7 159	8 563
5	3 734	4 810	5 282	6 274
10	3 280	4 432	4 639	5 781
15	3 150	4 307	4 456	5 618
20	3 008	4 056	4 255	5 290
25	2 770	3 719	3 918	4 851
30	2 524	3 393	3 570	4 426
40	1 888	2 794	2 670	3 644
50	1 299	2 212	1 837	2 885
60	736	1 670	1 041	2 177
70	328	1 019	463	1 329
80	98	386	138	503
90	15	36	21	47
95	3	6	4	8
100	•	1	»	1

Les termes numériques réunis dans ce tableau
montrent clairement que si la proportion des décès
est aujourd'hui si faible comparativement à ce
qu'elle était au commencement du 18ᵉ siècle, cela

tient à ce que la mortalité s'est surtout amoindrie dans le premier âge. En rapprochant les chiffres de la 4ᵉ colonne du tableau ci-dessus de ceux de la 5ᵉ, on trouve en effet que le nombre des survivants qui, de 1700 à 1724, ne s'élevait guère au-dessus de 50 pour cent, vers la 5ᵉ année, surpasse encore cette proportion, de nos jours, à l'âge de 20 ans.

Mais cette différence est bien loin d'être la seule que présentent, dans notre ville, les conditions de survie aux deux époques que nous comparons. Ainsi, parmi les individus qui figurent dans la période de 1700 à 1724, près des trois dixièmes avaient cessé de vivre avant l'expiration de la première année ; une moitié, ou à peu près, comme nous venons de le dire, avait succombé vers 5 ans ; il n'en restait guère plus d'un tiers, à 30 ans, et seulement un peu plus d'un quart, à 40. Leur nombre était réduit à moins d'un cinquième, à 50 ans ; à un dixième, à 60 et à moins d'un vingtième, à 70 ans.

Les choses se passent tout autrement et d'une manière beaucoup plus satisfaisante depuis 1825. Sur un chiffre donné d'individus, que l'on suppose nés en même tems, la première année n'en voit pas disparaître un cinquième ; il en reste encore plus des trois cinquièmes, à 5 ans, et il faut arriver au-delà de la vingtième année, pour que le nombre des individus en question soit réduit à moitié. Aussi, en survit-il encore plus d'un tiers, à 40 ans ; près des trois dixièmes, à 50 ; plus d'un quart, à 60, et environ un septième, à 70 ans.

On voit que le chiffre proportionnel des survivants de chaque âge est non-seulement de nos jours constamment supérieur à celui des survivants de même âge fourni par la période de 1700 à 1724 , mais encore que l'écart entre ces deux nombres tend à augmenter à mesure qu'on se rapproche de l'extrême vieillesse. Ce fait donne la preuve numérique que, toute proportion gardée, les vieillards sont aujourd'hui plus nombreux qu'autrefois dans notre ville. C'est donc à tort que la génération actuelle préconise autant qu'elle le fait la résistance vitale des générations qu'elle a vues s'éteindre. Elle se fait illusion, en ayant sous les yeux quelques vieillards actifs et robustes; elle s'accoutume à les regarder comme les types de la génération dont ils sont les derniers représentants ; tandis qu'en réalité ces vétérants de la vie sont des êtres privilégiés, de rares matelots échappés à un grand naufrage.

II.

MORTALITÉ SUIVANT LES AGES.

L'âge exerce sur la mortalité une influence qui n'est contestée par personne, mais peut-être les modifications qu'il lui fait subir ne sont-elles pas aussi connues qu'elles devraient l'être Les deux séries de chiffres que renferme le tableau suivant permettront au lecteur de se faire une juste idée de ces modifications, en ce qui concerne notre ville, et d'apprécier la constance de la loi qui les régit.

Tableau C. (1)

AGES.	MORTALITÉ ANNUELLE par 10,000 hab". de chaque âge.	
	1700-1724	1825-1852
0 à 1 an	2 841	1 437
1 5	655	668
5 10	243	157
10 15	78	56
15 20	90	116
20 25	158	166
25 30	177	175
30 40	252	176
40 50	311	208
50 60	476	245
60 70	555	385
70 80	704	621
80 90	847	906
90 95	809	829
95 100	» »	875

Il suffit de jeter un coup-d'œil sur ces nombres pour s'assurer que la mortalité affecte aujourd'hui, dans nos murs, absolument les mêmes allures qu'il

(1). La mortalité de chaque période de la vie se calcule à l'aide de la table de survivance B. voici comment on doit opérer : en prenant la période de 1825 à 1852, par exemple, on trouve (col. 5) que sur 5,290 individus existant à l'âge de 20 ans, il n'en survivait plus que 4,851 au bout de 5 ans, c'est-à-dire que dans cet espace de temps il en était mort 439 sur 5,290. La mortalité totale de 20 à 25 ans était donc de 829 pour 10,000, soit, terme moyen, 166 par année.

y a 150 ans. Maintenant, comme alors, elle atteint
son chiffre le plus élevé dans l'année qui suit la
naissance ; elle décroît rapidement jusqu'à 5 ans ;
continue de le faire de 5 à 10 ; et se trouve réduite
à son minimum chez les sujets de 10 à 15 ans. *C'est
alors*, comme nous le verrons plus tard, *que le
Calaisien peut le plus compter sur son existence,
qu'il a le plus de chances de ne pas succomber dans
l'instant qui va suivre.*

A partir de la puberté, la proportion des décès
augmente d'année en année jusqu'à 90 ans, et sa
progression a généralement lieu en raison directe
de l'âge. De 90 à 95 ans, chose digne de remarque,
la mortalité diminue d'une manière sensible, mais
elle ne tarde guère à reprendre sa marche ascen-
dante, aussi le très petit nombre de sujets qui exis-
tent encore à 96 ans, ont-ils tous cessé de vivre (à
part quelques exceptions très rares) avant d'avoir atteint l'âge de 100 ans, qui, ici comme ailleurs, paraît
servir de limites à la carrière de l'homme (1).

Nous avons vu, dès le début de ce travail, que la
mortalité du commencement du 18e siècle avait été,
dans notre ville, plus que double de celle qu'on y

(1) Les centenaires sont rares dans notre ville ; elle n'en a
compté que cinq depuis 1783. Voici le nom et la date du décès
de chacun d'eux :

Pierre DOHEN, pêcheur, veuf de Marie-Jeanne Jacques, décédé
au Courgain, le 7 juillet 1783, à l'âge de 104 ans ;

Marie-Jeanne FOURNIER, veuve de Jean-Baptiste Blondel, pêcheur, décédée au Courgain, le 6 janvier 1784, à l'âge de 104 ans;

constate à l'époque actuelle. Il n'y a donc pas lieu de s'étonner si le chiffre mortuaire des divers âges de la vie est en général plus élevé dans la période de 1700 à 1724 que dans celle de 1825 à 1852. Néanmoins, il est à remarquer que les décès sont aujourd'hui proportionnellement plus nombreux de 1 à 5 ans, de 15 à 25 et au-delà de 80 ans qu'ils ne l'étaient en 1700. Faut-il ne voir dans ce fait que le résultat d'un jeu du hasard; doit-on, au contraire, l'attribuer à un affaiblissement de la constitution de nos concitoyens, à quelque grave affection sévissant de préférence, depuis quelques années, durant les périodes de la vie que nous venons d'indiquer; ou bien enfin le fait dont il s'agit a-t-il pour origine quelqu'autre cause perturbatrice, de nature inconnue, assez puissante pour altérer la proportion habituelle de la mortalité entre les âges? C'est ce que nous n'avons pas à décider ici.

III.

VIE MOYENNE. —VIE PROBABLE.

Ces expressions sont loin d'avoir le même sens, bien que beaucoup de gens les regardent comme synonymes; il nous importe donc, pour éviter toute erreur

---

Marie-Louise-Christophe LIEUTENANT, veuve de Jean-Avril, fendeur de bois, décédée en ville, le 9 juin 1793, à l'âge de 100 ans;

Marie-Magdeleine DUFOUR, sans profession, veuve de Nicolas Bidal, décédée en ville, le 6 ventôse an X, à l'âge de 102 ans, 2 mois;

Jeanne LAIDEZ, veuve de Jean-Baptiste Evrard, marin, décédée au Courgain, le 29 octobre 1845, à l'âge de 102 ans.

d'interprétation, d'en donner une définition précise.

La vie moyenne est égale à la somme des années qu'ont vécu un certain nombre d'individus, *à partir du même âge*, divisée par le nombre total de ces individus. Si 1,000 sujets, par exemple, ont vécu collectivement 30,000 ans, il en résulte que leur vie moyenne est égale à 30 ans.

Employé seul et sans désignation d'âge, le terme que nous définissons indique la vie moyenne à la naissance.

La vie probable est l'âge où un nombre quelconque de personnes nées en même temps se trouve réduit à moitié, car alors on peut parier avec égale chance de gagner ou de perdre qu'une de ces personnes arrivera ou n'arrivera pas à cet âge.

Ainsi, si de tous les sujets qui naissent dans la même année, il ne doit plus en rester que la moitié au bout de 25 ans, 25 ans représente la vie probable de chacun d'eux.

Comme la vie moyenne, la vie probable est relative à chaque âge de la vie humaine, et varie selon l'âge que l'on considère ; mais lorsqu'on emploie ce terme d'une manière générale, il désigne la durée de la vie probable au moment de la naissance.

La vie moyenne et la vie probable se calculent, la première, au moyen des tables de mortalité par âges ; la seconde, à l'aide des tables de survivance qu'on déduit des précédentes. C'est en nous servant de tables semblables, construites avec les décès qui ont eu lieu, à Calais, de 1700 à 1724 et de 1825 à 1852, que nous avons obtenu les chiffres réunis dans le tableau suivant.

Tableau D.

Durée de la vie moyenne et de la vie probable aux différents âges, dans la ville de Calais, de 1700 à 1724 et de 1825 à 1852.

AGES.	1700-1724						1825-1852.					
	Vie moyenne.			Vie probable			Vie moyenne.			Vie probable.		
	ans	mois	jours	ans	mois	jours	ans	mois	jours	ans	mois	jours
A la naissance	22	»	27	6	9	11	29	10	27	23	»	26
à 1 an	30	6	12	29	10	5	33	10	11	31	»	7
2	33	3	26	33	11	18	35	10	10	34	6	4
3	34	3	26	34	5	24	39	10	9	39	8	8
4	35	4	29	35	2	22	41	1	8	41	2	7
5	35	9	19	35	6	9	41	5	7	41	9	7
10	35	5	14	35	3	11	40	»	6	39	11	8
15	31	9	26	31	2	24	36	1	10	36	»	23
20	28	2	13	27	»	26	33	»	2	33	2	14
25	25	5	5	23	7	10	30	9	5	31	10	17
30	22	»	8	20	7	18	28	6	5	29	7	1
35	19	9	19	17	11	22	25	11	9	26	8	8
40	18	5	21	16	8	»	23	6	11	23	10	21
45	15	8	»	13	5	»	20	11	13	21	4	16
50	14	4	2	13	9	15	18	4	25	18	6	27
55	12	1	19	11	4	16	15	5	24	15	6	10
60	11	3	23	9	»	15	12	7	25	12	4	23
65	8	»	4	5	8	20	10	1	16	10	1	10
70	8	1	10	6	11	1	7	5	29	7	10	23
75	6	3	26	4	9	4	6	6	14	5	7	13
80	5	6	29	4	3	20	4	7	23	4	»	13
85	4	3	23	3	7	6	3	6	13	2	10	15
90	3	3	18	3	2	»	2	6	25	1	10	»
95	2	2	»	2	»	»	2	1	»	1	»	»
100	»	»	»	»	»	»	»	»	»	»	»	»

Dans l'examen auquel nous allons soumettre ce tableau, occupons-nous d'abord de la vie moyenne.

De 1700 à 1724, la durée de la vie moyenne à la naissance n'était, dans notre ville, que de 22 ans environ ; elle s'élève aujourd'hui à près de 30 ans ; en conséquence, elle a augmenté de plus d'un tiers dans l'espace d'un siècle et demi.

Quoique beaucoup moins considérable aux âges suivants, cette augmentation se fait néanmoins remarquer d'une manière constante jusqu'à la 75e année. La vie moyenne se trouve alors représentée, dans les deux tables, par un chiffre à peu près de même valeur ; mais, à partir de 80 ans, l'avantage appartient à la table du 18e siècle et elle continue de le conserver sans interruption jusqu'à l'extrême vieillesse.

La vie moyenne relative aux différents âges suit, dans les deux tables que nous comparons, la même loi d'accroissement depuis la naissance jusqu'à 5 ans. Elle est alors de 35 ans 9 mois 19 jours dans l'une, et de 41 ans 5 mois 7 jours dans l'autre. Une fois ces *maxima* atteints dans les deux tables, la vie moyenne suit une marche uniformément décroissante d'année en année jusqu'aux limites de la vie.

Au commencement du 18e siècle, la vie probable à la naissance n'excédait pas, dans notre ville, 6 ans 9 mois et quelques jours ; elle surpasse aujourd'hui 23 ans ; il en résulte qu'elle a plus que triplé dans l'espace de 150 ans.

Cet énorme accroissement, conséquence obligée de la diminution remarquable qu'on observe depuis 30 à 40 ans dans la mortalité de la première année de la vie, s'annulle à peu près dans les deux années suivantes; puis il se manifeste de nouveau et progresse d'une manière lente, mais continue et graduelle, jusqu'à 30 ou 35 ans. La probabilité de vivre qu'ont les individus compris dans cette période de l'existence humaine est aujourd'hui de 9 ans supérieure a celle qui leur était départie en 1700. Vers la 40ᵉ année, la vie probable actuelle diminue de nouveau sans interruption jusqu'à 80 ans, où elle diffère à peine de celle du 18ᵉ siècle. A partir de cet âge, cette dernière a l'avantage de la durée et elle ne cesse pas de le conserver jusqu'à la vieillesse la plus avancée.

La vie probable relative aux âges suit dans les deux tables ci-dessus la même loi d'accroissement à partir de la naissance jusqu'à 5 ans. Elle est alors de 35 ans 6 mois 9 jours dans la table de 1700 à 1724, et de 41 ans 9 mois 7 jours dans celle de 1825 a 1852. Une fois ces maxima atteints, la vie probable, comme la vie moyenne, suit dans les deux tables une loi de décroissement non-interrompu jusqu'aux derniers jours de la vie.

Les tables de survivance qui nous ont servi pour déterminer la durée probable de la vie aux divers âges, fournissent aussi le moyen de connaître les probabilités qu'un individu d'un âge donné a d'at-

teindre tel ou tel âge. Si l'on veut savoir, par exemple, quelle probabilité il y a qu'une personne de 60
ans vivra encore 20 ans, il suffit de comparer les
deux nombres 2,177 et 503 qui répondent aux âges
60 et 80. (Table de 1825 à 1852) Ces nombres font
connaître que de 2,177 personnes âgées de 60 ans, il
y en a seulement 503 qui vivent encore 20 ans
après. Ainsi la probabilité cherchée se forme de 503
chances sur 2,177 ; elle est la même que celle de
prendre une boule blanche dans une urne où il se
trouve 2,177 boules, dont 503 sont blanches et 1,674
noires. On exprimerait cette probabilité par la fraction 503/2,177 qui diffère peu de 1/4.

On trouve, par le même principe, la probabilité
opposée à la précédente, c'est-à-dire, la probabilitéde
mourir avant d'avoir atteint l'âge de 80 ans, lorsqu'on a l'âge actuel de 60 ans; car sur 2,177 personnes de cet âge 60, il y en a 1,674 qui ne par-
viennent pas jusqu'à l'âge 80. La probabilité dont
il s'agit se forme donc de 1,674 chances sur 2,177 ;
elle est de 1,674/2,177 ou à très-peu près de 4/5.

*(Fourrier.— Not. génér. sur la populat.— Rech. stat. sur
la ville de Paris.— T. I.)*

IV.

DEGRÉS DE VIABILITÉ SUIVANT LES AGES.

Pour compléter ce que nous venons de dire
de la mortalité aux différents âges, il nous reste
à indiquer les dangers que court la vie de l'homme

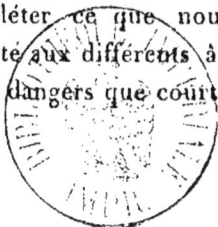

2

à chaque instant. La durée de la vie probable, n'exprimant qu'une éventualité plus ou moins éloignée, laisse ce problème sans solution. Ainsi, de nos jours, l'enfant qui vient de naître, dans notre ville, a la même vie probable que l'individu âgé de 40 ans. Ils ont l'un et l'autre la chance de vivre encore 23 ans. Mais les dangers de mort dans un tems rapproché sont loin d'être les mêmes pour tous deux. D'après la table de survivance de 1825 à 1852, sur 10,000 enfants naissants, il n'en reste plus au bout d'un an que 8,563, c'est-à-dire qu'il en est mort 1,437, ou environ 1 sur 7. Donc pour le nouveau-né la chance de succomber avant d'avoir atteint l'âge d'un an est à celle de l'atteindre comme 1 est à 7. De 40 à 41 ans, au contraire, il ne meurt que 89 individus sur 3,644 ou 1 sur 40 environ. Le danger annuel de mourir est donc à peu près six fois plus grand à la naissance qu'à l'âge de 40 ans, bien que dans les deux cas la durée de la vie probable soit la même.

Le tableau suivant, construit d'après la table de survivance de 1825 à 1852, indique, dans la première colonne, les degrès de la mortalité actuelle de chaque âge, c'est-à-dire les probabilités de mourir dans un terme très rapproché. Le rapport inverse de chacun des nombres de la première colonne, placé en regard dans la seconde, fait connaître le degré relatif de la *viabilité* de l'homme aux différents âges, ou la probabilité relative de vivre.

Tableau E.

Degrés de mortalité et de viabilité suivant les âges,
pendant la période de 1825 à 1852.

AGES.		DEGRÉS DE			
		MORTALITÉ.		VIABILITÉ.	
Naissance à 1 mois		346	»	1	"
1 à	2	140	8	2	4
2	3	154	4	2	2
3	6	92	4	3	7
6	1 an	100	"	3	4
1	2	68	6	5	»
2	3	103	3	3	3
3	4	45	»	7	6
4	5	30	3	11	4
» à	10	7	2	48	»
»	15	9	3	37	2
»	20	13	2	26	2
»	25	14	6	23	6
»	30	14	4	24	»
»	35	16	6	20	8
»	40	19	8	17	4
»	45	18	3	18	9
»	50	20	7	16	7
»	55	21	2	16	3
»	60	37	8	9	1
»	65	38	8	8	9
»	70	66	4	5	2
»	75	78	8	4	3
»	80	157	3	2	1
»	85	147	.	2	3
»	90	283	6	1	2
»	95	416	»	0	8

Ce tableau nous montre que la probabilité de
mourir dans un tems très prochain est aussi grande

(plus grande même) dans le premier mois de la vie qu'à 90 ans ; du premier au second mois qu'à 85 ; du second au troisième qu'à 80, et que la vie de l'individu qui a atteint sa 70ᵉ année ne court pas plus de risques immédiats que celle d'un enfant d'un à deux ans. Ici comme partout ailleurs, les périodes extrêmes de la vie sont donc celles pendant lesquelles la *viabilité* est réduite à son chiffre le plus minime. C'est immédiatement avant la puberté, c'est-à-dire de 10 à 15 ans, que ce chiffre atteint son maximum. Vers la dixième année, notamment, il est 48 fois plus fort que pendant le mois qui suit la naissance. A partir de 10 ans, la *viabilité* diminue d'une manière graduelle et sans tems d'arrêt jusqu'à 95 ans, âge où elle ne représente plus qu'une fraction de celle qui appartient au premier mois de la vie.

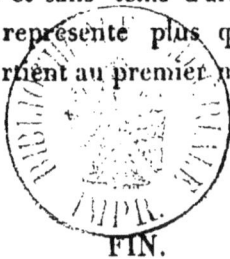

FIN.

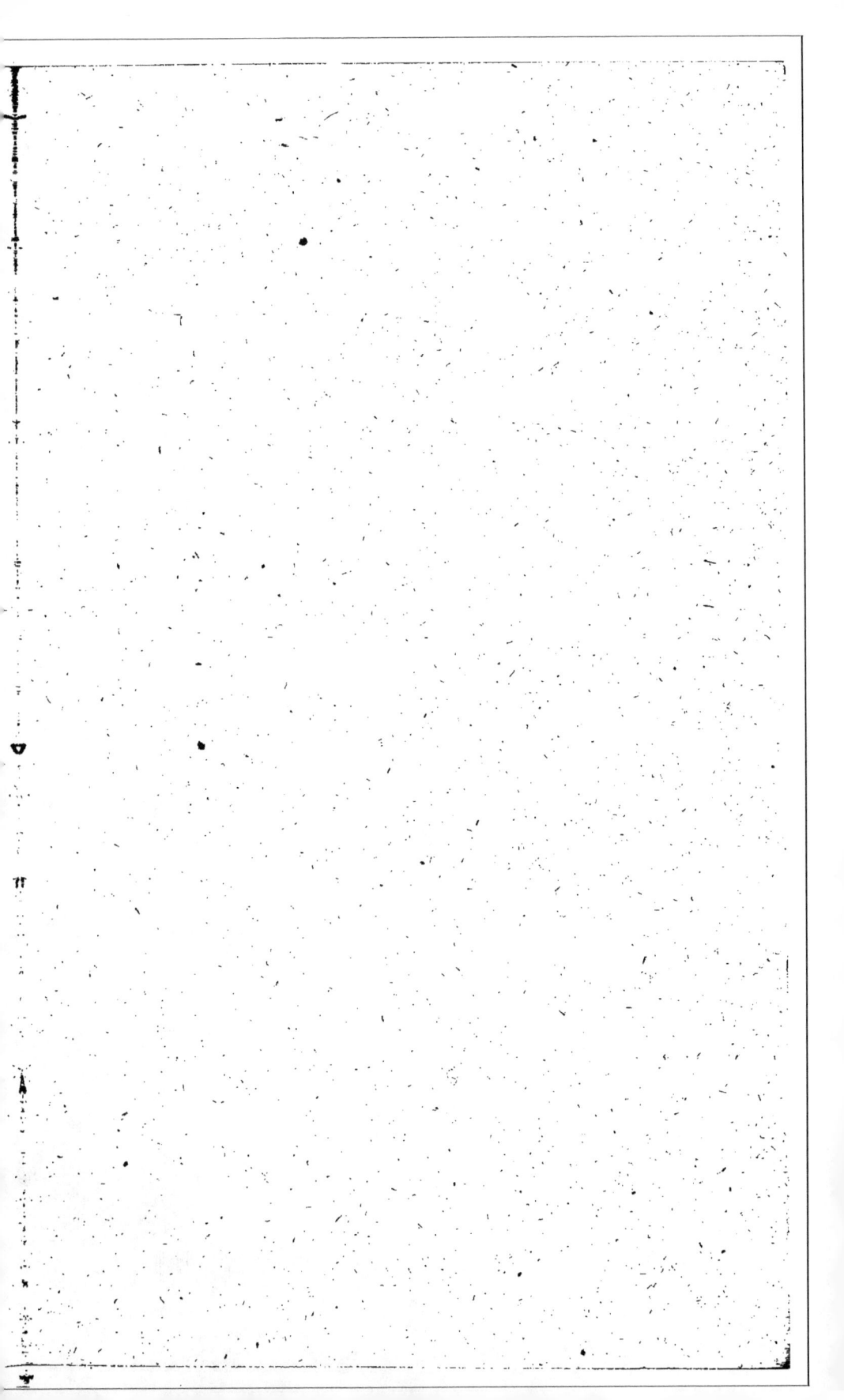

BIBLIOTHEQUE NATIONALE DE FRANCE

3 7531 03987566 2

www.ingramcontent.com/pod-product-compliance
Lightning Source LLC
Chambersburg PA
CBHW060531200326
41520CB00017B/5200